DESPÍDETE DE LA TIMIDEZ

Los trucos para sentirte a gusto contigo mismo

Por Ely D. Rice

Traducido por Laura Bernal Martín

Salud y bienestar

en50MINUTOS.es

¿CÓMO VENCER LA TIMIDEZ?

- **¿Problemática?** ¿Te cuesta tomar la palabra en público? ¿Balbuceas o te ruborizas cuando tienes que dar tu opinión en una conversación? La timidez se considera a menudo como un pequeño defecto sin importancia y carente de impacto en la vida diaria. Sin embargo, enseguida se puede convertir en un elemento incapacitante en lo que a las relaciones con los demás se refiere.
- **¿Metas?** Entender de dónde procede nuestra timidez y lograr controlarla.
- **¿Preguntas frecuentes?**
  - Soy tímido desde pequeño. ¿Tengo que darme por vencido y aprender a vivir con ello?
  - A menudo se recomienda el teatro para luchar contra la timidez. ¿Es eficaz?
  - ¿Todos los tímidos son introvertidos?
  - ¿La timidez puede constituir una ventaja en la vida profesional?
  - Evito toda actividad social porque me da miedo conocer a gente nueva y hablar en público. ¿Soy simplemente tímido o va más allá?

    «Soy extremadamente tímido. Cuando estoy en grupo con gente a la que no conozco muy bien, me mantengo apartado y deseo profundamente que nadie me haga preguntas o me empiece a hablar. Cuando eso ocurre y siento que todas las miradas se clavan en mí para escucharme, me ruborizo, bajo la mirada y balbuceo rápidamente una respuesta breve, deseando no tener que decir nada más» (Jennifer, 30 años).

La timidez no es ninguna enfermedad grave, pero en nuestra sociedad moderna —y especialmente en el mundo del trabajo— a menudo se percibe como un defecto que puede ser incapacitante. De hecho, un empleado modelo debe ser sociable, disfrutar del trabajo en equipo, saber tomar iniciativas y ser capaz de reafirmarse y de dar su opinión. Lo mismo ocurre en la esfera privada, en la que las veladas con nuestros amigos a veces son la ocasión de conocer a gente nueva. Sin embargo, la sociabilidad no es innata a todos. Para algunos, la sola idea de participar en una conversación les provoca sudores fríos, estremecimientos, palpitaciones y muchos otros síntomas desagradables. Los tímidos, paralizados en grupo y apartados de la vida cotidiana, no logran superar las dudas que los atenazan y creen que se les juzga negativamente en cuanto dan su opinión o exponen una idea. La timidez es incapacitante en el día a día, pero si no se trata —personal o profesionalmente— puede aparecer una forma patológica mucho más seria: la fobia social. Pero ¿de dónde viene la timidez? ¿Por qué solo afecta a una parte de la población? ¿Cuál es el secreto de esas personas rebosantes de confianza a las que la vida parece sonreírles? Aunque no la venzamos, ¿qué hay que hacer para al menos calmar nuestra ansiedad social y conseguir que deje de dominar nuestra existencia y nuestras relaciones con los demás?

Te invitamos a descubrir en 50 minutos los secretos de tu timidez —su origen, su intensidad y, sobre todo, las formas de bloquearla— gracias a una serie de consejos concretos y de herramientas eficaces que podrás emplear en tu vida cotidiana.

EL MECANISMO PSÍQUICO DE LA TIMIDEZ

LA TIMIDEZ: ¿UN DEFECTO O UNA PATOLOGÍA?

Una imperfección que aparece a cualquier edad

> «No hay que temer a nada en la vida, solo hay que comprender» (Marie Curie, científica ganadora de los premios Nobel de Física y Química, 1867-1934, citado en Sanz s.f.).

En el Diccionario de la Real Academia Española, el término «timidez» nos remite a «tímido», que describe a alguien «temeroso, medroso, encogido y corto de ánimo» (DRAE 2014). Sin embargo, el psiquiatra francés Christophe André nos ofrece una definición más precisa del sustantivo, afirmando que, para él, ese mecanismo psíquico se manifiesta en un individuo cuando se tiene que enfrentar a situaciones sociales ansiógenas. A pesar de un evidente deseo de entablar relaciones y de interaccionar con su entorno, desarrolla actitudes de evitación y se encierra en sí mismo para esquivar el malestar y la vergüenza que experimenta.

La timidez es un problema universal que puede afectar a todo el mundo, independientemente de su género, de su nacionalidad o de su estatus social. De hecho, algunas grandes personalidades eran consideradas extremadamente tímidas, a veces de forma enfermiza. Según un estudio realizado por el psicólogo estadounidense Philip Zimbardo en la Universidad de Stanford, prácticamente una de cada dos personas se declara tímida en su vida diaria, resultados que han sido confirmados por otros estudios realizados en todo el mundo.

La timidez puede surgir a cualquier edad e incluso forma parte del desarrollo normal de una persona. De esta manera, el psicólogo estadounidense René Spitz demostró en los años sesenta un fenómeno particular al que llamó «angustia del octavo mes» y que se manifiesta en los bebés por un miedo a los extraños y por la negativa a abandonar los brazos de su figura de apego, que suele ser su madre. La mayor parte de los niños de entre dos y tres años también atraviesan una fase de timidez hacia los desconocidos, un periodo que dura más o menos tiempo dependiendo de su personalidad. Los adolescentes tampoco se quedan atrás: según un estudio realizado sobre una muestra de unos 10 000 estadounidenses de entre 13 y 18 años, aproximadamente uno de cada dos se declara tímido, y casi un 12 % de estos últimos mostraría síntomas de fobia social (Burstein,

---

1. Cita traducida por 50Minutos.es

Ameli-Grillon y Merikangas 2011). Este miedo a los desconocidos suele desaparecer en la edad adulta, aunque no siempre es así. Además, es interesante precisar que la ansiedad social puede afectar a adultos que, sin embargo, nunca han sido tímidos de jóvenes.

> «Cuando era pequeño hablaba con todo el mundo y no me daba miedo conversar con extraños, pero esto cambió durante mi adolescencia. Algunos alumnos empezaron a rechazarme y a reírse de mí sin motivo alguno, solo porque no les gustaba mi manera de vestir o de hablar. Tendría unos trece años. A partir de entonces, empecé a encerrarme en mí misma» (Sabine, 25 años).

¿Una cuestión de situación?

La timidez se reconoce más fácilmente por sus síntomas que por las situaciones que la desencadenan. Con todo, tiene la particularidad de estar siempre relacionada con el carácter social, puesto que solo existe en relación con los demás. Por lo tanto, si bien es difícil proporcionar una lista concreta de las situaciones ansiógenas que generan un importante estrés y favorecen la timidez del individuo, es posible detectar circunstancias sociales generales que desencadenan este famoso sentimiento de incomodidad y de malestar que sufren los tímidos. En la mayor parte de los casos, esta vergüenza se manifiesta cuando nos convertimos en el centro de atención y cuando las miradas se clavan en nosotros. Esto se debe a que batirse en retirada y encerrarnos en nosotros mismos deja de ser posible y los juicios, ya sean positivos o negativos, se vuelven inevitables. Pasar de ser invisible a estar bajo todos los focos es una importante fuente de ansiedad para los tímidos. Entre las situaciones ansiógenas más frecuentes y a las que nadie puede escapar se encuentran:

- realizar una presentación oral ante un grupo de personas (clase, compañeros de trabajo, auditorio, etc.);
- hacer un examen oral o acudir a una entrevista de trabajo;
- hablar con alguien físicamente atractivo;
- conversar con una persona a la que admiramos;
- conocer a gente nueva;
- etc.

LOS CINCO TIPOS DE TIMIDEZ

Los especialistas en psiquiatría del hospital Sainte-Anne de París distinguen cinco tipos de timidez que se pueden relacionar con la situación vivida:

- **la timidez de acción**, relacionada con el miedo a molestar a los demás;
- **la timidez escénica**, que es la más común y se refiere al miedo a ser juzgado;
- **la timidez cotidiana**, que tiene que ver con un sentimiento de angustia ante conversaciones banales;
- **la timidez a la hora de hablar de uno mismo**, caracterizada por el temor a desvelar información personal;
- **la timidez de visibilidad**, que se corresponde, tal y como indica su nombre, con un sentimiento de vergüenza que sentimos cuando las miradas se clavan en nosotros.

Unos síntomas muy diversos

La ansiedad social es muy común y puede ser muy variada, por lo que no es sencillo enumerar exhaustivamente los síntomas de este problema. Sin embargo, podemos distinguir tres tipos de síntomas:

- **los síntomas fisiológicos**, que comprenden todas las señales de estrés expresadas por el cuerpo, independientemente de que estas sean visibles o no para los demás. De esta forma, una persona tímida que se encuentre en una situación que le provoque ansiedad presentará síntomas de malestar físico evidentes, como rubor, sequedad bucal, sudoración en las manos, temblores, una excesiva transpiración, tensión en ciertas partes del cuerpo (como en la nuca), etc. Estos pueden intensificarse y asemejarse a los síntomas de un ataque de pánico, con palpitaciones cardiacas, dificultades respiratorias, vértigo, náuseas o zumbidos en los oídos;
- **los síntomas comportamentales**, que consisten, por un lado, en una serie de comportamientos de inhibición que se ponen en marcha para evitar una situación angustiosa (pasividad en las conversaciones, actitud de evitación, esfuerzo por pasar desapercibido, retirada voluntaria en un grupo) y, por otra parte, en actitudes incontrolables que se presentan como respuesta a un fuerte sentimiento de estrés (alteración de la velocidad de discurso, balbuceo y tartamudeo, torpeza, tics incontrolables, etc.);
- **los síntomas psicológicos**, que se dividen en dos categorías: los cognitivos y los afectivos. Los síntomas cognitivos se traducen por una forma de pensar negativa y autodestructiva (miedo a ser juzgados, perfeccionismo llevado

al extremo, sentimiento de no ser capaz de reflexionar, tendencia a imaginar los peores escenarios posibles de una situación dada o darle vueltas a una mala impresión, etc.). Por su parte, los síntomas afectivos tienen que ver con las emociones del individuo y se caracterizan por una baja autoestima, una constante desvalorización, un sentimiento de vergüenza, de bochorno, de inferioridad, de tristeza o incluso de desesperanza.

<u>**TEST: ¿TE SIENTES NERVIOSO EN GRUPO?**</u>

A continuación presentamos una tabla de análisis basada en los distintos síntomas que acabamos de mencionar y que te permitirá determinar si eres una persona tímida. Si respondes verdadero a la mayor parte de las afirmaciones propuestas, es muy probable que padezcas ansiedad social.

Tabla para evaluar nuestra ansiedad social

	Verdadero	Falso
Evito ponerme en situaciones en las que podría sentirme incómodo.		
Tengo palpitaciones cardíacas cuando tengo que hablar en público.		
Cuando tengo que tomar la palabra, imagino todo lo que podría salir mal.		
No comparto mis opiniones ni mis sentimientos con los demás.		
Soy incapaz de mirar a la gente a los ojos.		
Me ruborizo cuando me hablan.		
Me da miedo que los demás me juzguen negativamente.		
Me siento un inútil la mayor parte del tiempo.		
Nunca participo en las conversaciones.		
Me da miedo contradecir a la gente.		
Cuando tengo que hablar en público me sudan las manos.		

	Verdadero	Falso
Me siento incómodo entre desconocidos.		
No me gusta que me miren, sobre todo cuando estoy comiendo.		
Me da miedo decir una tontería, así que no digo nada.		
Cuando tengo tomar la palabra, estoy tan nervioso que hablo atropelladamente.		
Cuando me miran, actúo con torpeza.		
En los trabajos en equipo me muestro conforme con lo que dicen los demás, incluso cuando no estoy de acuerdo.		
A veces tengo ganas de hablar, pero no lo consigo.		
Odio conocer a gente nueva.		
Me cuesta tomar iniciativas.		
Repito mentalmente mis frases antes de pronunciarlas.		

Los diferentes rostros de la ansiedad social

Es bastante frecuente sentirse incómodo en público o angustiado en una situación concreta. Pero ¿podemos hablar siempre de timidez? ¿Qué es el nerviosismo? ¿Cuándo hablamos de timidez patológica o de fobia social?

Es importante distinguir bien estas tres nociones, ya que el tratamiento varía.

- **El nerviosismo** tiene un carácter efímero y circunstancial. Se trata de un estado de ansiedad que surge durante una situación determinada —más concretamente, en los instantes previos a enfrentarnos a la situación estresante—. Después, los síntomas y su intensidad se reducen hasta acabar desapareciendo por completo.

- **La timidez** es un estado permanente, una manera de ser que, aunque no es patológica, para la persona que la sufre puede ser incapacitante a la hora de establecer relaciones con los demás.
- **La fobia social** se manifiesta cuando la timidez se vuelve patológica. Las conductas de evitación, de retirada o de repliegue, así como los síntomas provocados por las situaciones ansiógenas, se vuelven cada vez más incapacitantes para el que los padece. Por lo tanto, es indispensable consultar a un profesional para resolver el problema.

Cuando la timidez se vuelve patológica

La timidez patológica se manifiesta por una ansiedad muy pronunciada y duradera que lleva a una evitación sistemática de situaciones que impliquen ser observado y criticado por los demás. Por tanto, la fobia social puede considerarse la forma patológica de la timidez en la medida en que, aunque presenta los mismos síntomas, su intensidad es diferente y la conducta de evitación es constante.

De hecho, aunque una persona tímida se siente nerviosa e incómoda física y mentalmente en ciertas situaciones, no siempre busca evitarlas, ya que manifiesta un profundo deseo de comunicarse y de interaccionar con los demás. Por su parte, un individuo que padezca fobia social busca sistemáticamente la forma de evitar cualquier contacto social y es víctima de un verdadero ataque de pánico que persiste (e incluso aumenta) hasta el momento en que se elimina la situación ansiógena —sobre todo mediante la huida—.

Aunque es difícil sistematizar los síntomas que se manifiestan en las personas tímidas, el *Manual diagnóstico y estadístico de los trastornos mentales (DSM-5)* describe con gran precisión las características de los fóbicos sociales, en los que observamos:

- una aprehensión aguda y persistente hacia una o varias situaciones en las que podrían verse expuestos a desconocidos o a gente que podría juzgarlos. En estas circunstancias, temen mostrar una conducta nerviosa o síntomas de nerviosismo, algo que para ellos supone una humillación o les pone en una situación incómoda;
- una fuerte ansiedad, incluso un sentimiento de pánico sistemático, generado por el simple hecho de encontrarse con la presencia de otras personas en determinadas

circunstancias;

- la conciencia de que su miedo es excesivo e irracional;
- una ansiedad o un desasosiego muy intenso cuando evitan o se enfrentan a situaciones de estrés o a situaciones en las que son el centro de atención (siendo ambos momentos que temen);
- un profundo sufrimiento y una vida diaria alterada en gran medida por conductas que buscan evitar las situaciones que les provocan la ansiedad y por los síntomas experimentados.

De la misma forma, resulta importante precisar que esta patología no está relacionada con otra condición médica ni aparece como consecuencia de un consumo de sustancias o de un problema mental. Sin embargo, el sufrimiento que conlleva puede ser tan intenso que la persona afectada crea que sus únicos recursos son el alcohol, las drogas, los tranquilizantes o incluso el suicidio. Por tanto, la fobia social es una patología grave, y es esencial que sea tratada por un especialista mediante terapia y, en ciertos casos, con un tratamiento farmacológico adicional.

¿Sabías que...?

La fobia social afectaría a entre el 2 y el 7 % de la población mundial, lo que la convierte en la tercera patología más común por detrás de la depresión y del alcoholismo.

¿POR QUÉ SOMOS TÍMIDOS?

¿Cómo explicar este sentimiento de ansiedad, de malestar y de miedo? ¿Por qué a algunas personas les afecta y otras se mantienen completamente inmunes? ¿La timidez es innata o adquirida? Se trata de un tema que apasiona a los investigadores desde hace muchos años. Los estudios sobre el origen de este mal se cuentan por miles y no convergen en una fuente única, si bien todos coinciden en que la timidez es el resultado de la suma de diversos factores, tanto genéticos como familiares, sociales o culturales, sin olvidarnos de las vivencias de la persona, que pueden influir considerablemente en su forma de actuar ante los demás.

Las predisposiciones biológicas

Son muchos los estudios que han intentado demostrar la predisposición a la timidez a través de experimentos e investigaciones científicas. Así, se habría observado que los bebés que se muestran especialmente miedosos ante los desconocidos tendrían tendencia a convertirse más tarde en niños y adultos tímidos. Del mismo modo, Jerome Kagan (psicólogo estadounidense) y su equipo trabajan desde hace casi veinte años en el carácter de los niños, a los que clasifican en dos categorías: los inhibidos, que son más introvertidos, tímidos y solitarios, y los desinhibidos, que son muy sociables. Partiendo de estos resultados, otros especialistas han intentado establecer un vínculo entre el temperamento inhibido de un niño y su predisposición a la ansiedad social. De sus trabajos se desprende que esta última es tres veces más frecuente en los niños que muestran un comportamiento inhibido.

Pero parece que los padres tienen algo que ver con esta predisposición. De hecho, los niños cuyos progenitores sufren ansiedad, trastornos de pánico o depresión tienen más tendencia a desarrollar una fobia social cuando se hacen mayores.

El entorno familiar

La educación también desempeña un importante papel en la timidez de un individuo. De la misma manera que este puede heredar la timidez de su padre o de su madre, también se le puede haber transmitido a lo largo de su desarrollo. Los padres son el principal modelo de sus hijos, y el que uno de ellos se muestre nervioso en contextos sociales puede influir inconscientemente en el niño y empujarle a actuar de la misma manera: se trata de la timidez adquirida.

Este aprendizaje de la timidez también se puede dar de forma explícita. Los padres tímidos tendrían tendencia a enseñarle a sus hijos a no hablar sin pensar, a mostrarse reservados ante los desconocidos, a no llamar la atención, etc. Por otra parte, algunas conductas parentales tienden a favorecer el desarrollo de la ansiedad social en el niño, sobre todo si este ya es tímido. Distinguimos varios tipos:

- **la sobreprotección**. Al querer proteger al niño, los padres sobreprotectores tienden a ofrecerle una visión peligrosa del mundo, que le lleva a desconfiar excesivamente de los demás y de lo que le rodea. Este comportamiento puede hacer que los niños sean miedosos y minar su autoconfianza, transformándolos en personas tímidas;
- **la desvalorización**. Los niños que han sufrido muchas

críticas y que a menudo han sido desvalorizados por uno de sus padres o por ambos crecerán con una confianza y una autoestima que será, probablemente, más baja que la de los otros niños. Además, desarrollarán con más facilidad una conducta tímida, ya que no se sentirán aptos para ocupar el lugar que se merecen en la sociedad;

- **la excesiva autoridad**. Ser demasiado autoritario o exigente con nuestro hijo puede impedir que se exprese con normalidad e incluso que desarrolle su propia personalidad. Aprenderá a no dar su opinión y a aceptar todo lo que se le diga con el fin de evitar los conflictos.

Las experiencias negativas

Las experiencias negativas que viven las personas a lo largo de sus vidas pueden representar otro aspecto del carácter adquirido de la timidez. Algunos acontecimientos traumáticos se interiorizan y condicionan posteriormente los comportamientos y la forma de reaccionar en una situación similar a la experimentada.

Entre los acontecimientos negativos que se hallan más a menudo en el origen de la timidez o de la fobia social se encuentran:

- las burlas sufridas durante la infancia o la adolescencia;
- las humillaciones;
- el fracaso después de un examen oral o de tomar la palabra;
- los comentarios o las críticas negativas;
- etc.

¿CÓMO IMPEDIR QUE LA TIMIDEZ VUELVA A DOMINARTE?

Aunque parece evidente, es importante precisar que para cambiar primero hay que desear hacerlo. Solo vencerás tu timidez si realmente quieres hacerlo y si se trata de una iniciativa personal con un objetivo propio y que te pertenece.

Desarrolla la confianza en ti mismo y la autoestima

Los tímidos suelen sufrir de una falta de confianza y de autoestima. Aunque tengan una visión bastante positiva de sus competencias y reconozcan sus cualidades, valoran negativamente su capacidad para actuar de manera eficaz en situaciones sociales.

Mientras que la confianza en uno mismo es la capacidad de creer en su potencial y en sus competencias, la autoestima se corresponde, por su parte, con la «capacidad para experimentar un sentimiento positivo sobre uno mismo, que nace de la buena opinión que tiene la persona de sí misma y de su autovaloración»[2] (Fougeyrollas *et al.* 1998, 82). Para ser capaz de vencer nuestra timidez es esencial confiar plenamente en nuestras capacidades para no desvalorizarnos y desarrollar un complejo de inferioridad que perjudicaría las interacciones sociales. También es crucial construirse una buena imagen de uno mismo, ir en consonancia con nuestros valores, y encontrar el equilibrio entre lo que deseamos ser y lo que realmente somos.

---

2. Cita traducida por 50Minutos.es

Hasta que no seas consciente de tus cualidades, de tus defectos, de tus aspiraciones, de tus sueños, de los rasgos de tu carácter y de tu verdadero yo no podrás trabajar realmente a fondo sobre tu timidez.

Acepta tus errores y tus fracasos

> «No he fracasado. Simplemente he encontrado 10 000 soluciones que no funcionan» (Thomas Edison, inventor estadounidense, 1847-1931, citado en Peiffer 2017, 28).

Para evitar que la autoestima se desintegre por completo hay que ser capaz de dejar atrás el pasado y aceptar que no somos perfectos. Sin duda, tienes en mente un ideal al que aspiras, una manera de ser intachable y competencias intelectuales muy concretas, pero es importante hacer las paces entre tu ideal y tu realidad.

Por supuesto que habrás cometido errores en el pasado, le habrás hecho daño a los que te rodean, habrás traicionado a alguien cercano o le habrás mentido a un amigo. Probablemente hayas fracasado en un examen, en una relación amorosa o de amistad, etc. Entiende bien que no eres el único: la imperfección es intrínseca al ser humano. Tus fracasos y tus errores no te definen como persona, pero sí tu forma de reaccionar ante ellos y de sacar lecciones de los mismos.

No podemos cambiar el pasado, lo hecho hecho está. Recordar constantemente tus fracasos solo te sumirá en un estado mental negativo y desvalorizante. Aprende a perdonarte y a pasar a otra cosa. Sin embargo, no te olvides de estas experiencias pasadas, porque te ayudarán a definir tus puntos débiles y a no volver a cometer los mismos errores.

Evita compararte con los demás

Los tímidos tienden a compararse constantemente con los demás y a determinar lo que valen en función de estos últimos. Pero la conclusión de esta evaluación será casi siempre exageradamente negativa. De esta manera, un tímido se sentirá inferior ante una persona que hable cuatro idiomas porque él «solamente» habla tres —lo que ya es impresionante— o se dirá, por ejemplo, que es un inútil por haber obtenido peores resultados que su mejor amigo en un examen.

> «Cuando era adolescente no dejaba de compararme con los demás. Para mí, mis compañeras de clase vestían mejor y eran más guapas y más interesantes. Además, sacaban mejores notas que yo y tenían más éxito con los chicos. Nunca me sentía a su altura y tenía la sensación de ser invisible. ¿Cómo iba yo a poder rivalizar con unas chicas perfectas?» (Julie, 26 años).

Pero compararse con los demás no sirve de nada, ya que todos somos diferentes. No todos hemos vivido lo mismo, ni hemos recorrido el mismo camino o tenemos la misma personalidad. A lo mejor esa persona que habla cuatro lenguas ha pasado toda su infancia en el extranjero o en un entorno familiar políglota. Puede que a tu mejor amigo se le dé mejor una determinada asignatura pero que experimente dificultades en otra.

En lugar de compararte con los demás, adopta un comportamiento más constructivo: compárate contigo mismo. Sé consciente de tus progresos y del camino que has recorrido.

Aprende a ser optimista

> «Una persona optimista no se niega a ver el lado negativo de las cosas, sino que rechaza demorarse en él»[3] (Alexander Lockhart, político estadounidense, 1850-1905).

Como hemos visto, uno de los rasgos que caracterizan a los tímidos es su tendencia a ver el lado negativo de cualquier situación, a imaginar sistemáticamente escenarios catastróficos y a desvalorizarse. Sin embargo, la vida es como una moneda, con su cara y su cruz, y cada lado negativo se completa con un positivo. En vez de ver el vaso medio vacío, velo medio lleno. Todas las situaciones traen consigo obstáculos y aspectos negativos, pero también pueden resultar beneficiosas en muchos aspectos. Centrarte en el lado positivo de las cosas está en tus manos. ¿Has recibido comentarios negativos sobre tu exposición oral? Al menos sabes que te han escuchado con atención.

Hoy en día, existen numerosos métodos que pueden ayudarte a enfrentarte a tu vida cotidiana con positivismo, como el célebre método de Émile Coué (psicólogo francés, 1857-1926), cuyos trabajos se encuentran en el origen de numerosos planteamientos terapéuticos como la autosugestión, el pensamiento positivo o la sofrología. Su método parte de la teoría según la cual un individuo podría tener

---

3. Cita traducida por 50Minutos.es

influencia en el curso de su vida y en su personalidad gracias a la técnica de la persuasión. Si imaginamos una situación y nos convencemos de que es real, se convertirá en realidad. Por tanto, partiendo de este postulado, imaginarte hablando en público con desenvoltura y seguridad te ayudaría a conseguirlo en la vida real.

Sal de tu zona de confort

Cuando hayas recuperado la confianza en tus capacidades y te hayas reconciliado con la persona que eres en realidad, tendrás que encarar el problema y salir de tu zona de confort para enfrentarte a las situaciones que te provocan un gran sentimiento de ansiedad.

Mantén muy presente que solo se vive una vez. ¿De verdad tienes ganas de pasarte la vida teniendo miedo y de que tu ansiedad te impida alcanzar tus sueños? Superar nuestras inquietudes es un proceso largo y difícil, pero indispensable para vivir nuestro día a día con total serenidad.

Para poder salir de tu zona de confort tienes que ser capaz de definirla. Hacer balance e identificar las situaciones que te plantean problemas puede resultar de gran utilidad. Por ejemplo, te da miedo ir a comer a un restaurante o salir de compras solo, no te atreves a hablar con un desconocido, a hacer un pedido por teléfono, etc. Lo importante es detectar adecuadamente las situaciones o las actividades que provocan ese sentimiento de incomodidad y de malestar. A continuación, piensa en el motivo que despierta esa sensación de disgusto. ¿Por qué no me atrevo a ir a comer solo? ¿Porque me da miedo que me miren con compasión o que piensen que nadie quiere compartir mesa conmigo? Transformar tus temores en palabras es el primer paso hacia la solución del problema.

EJERCICIO

Anota todas las actividades y las situaciones que te provocan un malestar profundo y jerarquízalas, empezando por la menos problemática hasta llegar a las situaciones especialmente ansiógenas. Enfréntate a la primera situación que aparezca en tu lista. Cuando lo hayas hecho, ofrécete una recompensa para motivarte y pasa a la segunda, y así hasta llegar a la que más te angustie. Por ejemplo, si te da miedo ir de compras solo, hazlo una primera vez durante cinco minutos, contentándote con pasear por los pasillos. Quédate un poco más de tiempo la próxima vez. Más adelante, pídele consejo a una dependienta, etc.

Lo más importante es que no te precipites. Saltarte etapas podría echar por tierra todos tus esfuerzos y tus progresos precedentes, e incluso empeorar tu timidez. Hazlo lenta y gradualmente, empezando por pequeños desafíos que estás seguro de que superarás y aumentando la dificultad progresivamente. Tómate el tiempo necesario para ganar confianza. Como dijo Jean de La Fontaine (poeta francés, 1661-1695), «no llega más pronto quien más corre: lo que importa es partir a buena hora» (La Fontaine 2015).

«Supero mi timidez poco a poco, día a día, paso a paso.

Algunas actividades prácticas

- **Formar parte de un foro en internet**. Se trata de una fantástica primera etapa si te da miedo el contacto directo con la gente. En la red existen miles de foros dedicados a temas extremadamente variados, por lo que todos encontraremos alguno que nos interese. Unirte a una comunidad que comparte tu misma pasión te ayudará a participar en la conversación más rápido. Sin embargo, procura no caer en las trampas de la socialización en línea. Evita entrar en conflictos inútiles que no harán más que minar tu autoconfianza y no le cuentes tu vida privada a cualquiera. Internet no tiene que ser más que una primera etapa de tu proceso, ya que esconderte detrás de una pantalla no te permitirá librarte de tu timidez, puesto que las relaciones sociales se viven en la vida real.
- **Hacer deporte en equipo**. Elige un deporte que te guste especialmente, preferentemente en equipo, e inscríbete. La ventaja es que no tienes que hablar constantemente con tus compañeros de equipo durante la actividad, lo que te deja algo de tiempo para familiarizarte con tu entorno. Además, tener un objetivo común —la victoria— te permitirá establecer vínculos con los otros miembros del equipo y desarrollar un sentimiento de pertenencia. Finalmente, el deporte libera endorfinas, las hormonas secretadas por el cerebro que provocan un sentimiento de bienestar físico y mental y, por lo tanto, ayuda a suavi-

zar los síntomas de la ansiedad.

* **Hablar, hablar y seguir hablando**. Independientemente del método que elijas, establece un contacto verbal siempre que te sea posible. Pide una dirección en la calle, haz pedidos por teléfono, habla durante una comida con amigos, participa en sesiones informativas, haz preguntas o acude a tu panadería favorita el domingo por la mañana. Verás como con el tiempo tus miedos acabarán por evaporarse y hablar se convertirá en una segunda naturaleza.

> «Con el tiempo uno se sorprende hablando, como si fuera lo más normal del mundo. Y es extraño darse cuenta de que uno es capaz de entablar conversación con completos desconocidos sin sentir el menor malestar» (Christelle, 29 años).

* **Hacer teatro**. Se trata de una actividad que puede ser muy útil, ya que te enseña a hablar de manera audible, a articular correctamente, a tener una buena postura e incluso a gestionar tu estrés. Además, la improvisación puede ser muy útil en tu vida diaria. Al fin y al cabo, ¿no es hablar una forma de improvisar?

PIDE AYUDA A UN PROFESIONAL

Si a pesar de todos tus esfuerzos te sientes atrapado en una timidez que te incapacita en tus quehaceres diarios, no dudes en consultar con un profesional sanitario, que te orientará hacia el tipo de terapia que se adecúe a ti en función del grado de tu malestar (timidez o fobia social).

El planteamiento terapéutico

La eficacia de las terapias en el tratamiento de patologías psicológicas es una evidencia. Permiten que el individuo se cuestione a sí mismo y que pueda reorientar su comportamiento con calma. Para tratar la timidez existen algunos enfoques especialmente eficaces:

- **la terapia cognitivo-conductual** (TCC) actúa sobre los pensamientos negativos y sobre las conductas problemáticas del sujeto mediante ejercicios de relajación, de modificación de los pensamientos, de comunicación y de exposición gradual a las situaciones ansiógenas, entre otros. Esta terapia se caracteriza por su duración limitada (de unas semanas a varios meses) y por el establecimiento de un contrato terapéutico entre el profesional y su paciente;
- **la sofrología** se centra en el cuerpo, y su objetivo es recobrar la armonía entre el pensamiento, el cuerpo y la conducta gracias a una concienciación y a ejercicios específicos de relajación y de meditación;
- **la autosugestión** o método Coué parte del principio de que todo pensamiento se hace realidad y de que es la imaginación —y no la voluntad— la que nos impulsa a actuar. Basándose en estos dos postulados, el método nos invita a autosugerirnos pensamientos positivos que acabarán de esta forma convirtiéndose en realidad. Por ejemplo, una persona tímida que se convenza a fuerza de repetición de que no le da miedo hablar en público se sentirá mucho menos incómoda en este tipo de situaciones;

«Antes me parecía inconcebible hacer una presentación oral

sin balbucear, temblar, ruborizarme y perder el hilo de mis ideas. Pero durante mis estudios universitarios las exposiciones orales eran habituales y no quería que mi timidez me incapacitara. Así que me imaginé que era una gran oradora, un poco como Obama, alguien para quien este tipo de ejercicios era pan comido. Poco a poco me creé un personaje que solo surgía durante estas presentaciones orales, y me sentía más a gusto. Ya que no era una Carine tímida la que recitaba su discurso, sino una Carine oradora segura de sí misma» (Carine, 35 años).

- **las terapias de grupo** también pueden ser beneficiosas, aunque tienden a impresionar a los más tímidos porque les obligan a enfrentarse directamente a la angustia de ser observados. Sin embargo, este tipo de enfoque tiene sus ventajas, ya que permite que el individuo salga de su aislamiento, vea que no es el único que padece este mal y tome perspectiva en relación con sus reacciones negativas al verlas reflejadas en los demás miembros del grupo.

El planteamiento farmacológico

A veces, la terapia como único tratamiento no basta para resolver el problema. Por ejemplo, en algunas ocasiones se recomienda que las personas afectadas por fobia social tomen medicamentos, pero estos tan solo deben complementar el tratamiento psicológico y nunca sustituirlo: los fármacos alivian los síntomas físicos y psíquicos, pero no arremeten contra las causas profundas del malestar.

Existen tres tipos de fármacos que se emplean regularmente en el tratamiento de la ansiedad en general y de la fobia social en particular, y cada uno de ellos tiene aplicaciones y efectos distintos:

- **los betabloqueantes** actúan como un escudo. Mediante el bloqueo de los receptores beta –los responsables de la producción de la adrenalina, la hormona del estrés–, impiden que los síntomas físicos se manifiesten. Como tratan los efectos fisiológicos de la ansiedad (palpitaciones cardíacas, temblores, náuseas, sequedad bucal, etc.), son muchos los artistas que los utilizan para combatir el miedo escénico antes de una actuación;
- **los antidepresivos** —principalmente los ISRS, siglas de «inhibidor selectivo de la recaptación de serotonina»— calman tanto los síntomas físicos como los cognitivos y conductuales. Esto se debe a que actúan sobre el neurotransmisor responsable del humor, la serotonina;
- **los ansiolíticos**, también conocidos como «tranquilizantes», tratan la ansiedad generalizada. Sin embargo, se recomienda evitarlos en el tratamiento de la fobia social, puesto que su eficacia tiene una duración muy limitada y la mayor parte de ellos pueden generar dependencia rápidamente.

UNOS ÚLTIMOS CONSEJOS

¿QUÉ HACER PARA NO PERDER LA SEGURIDAD RECOBRADA?

- No te desanimes. Todos tenemos la capacidad de ser sociables y de hablar con la gente. Aunque ahora no te parezca fácil, no cabe duda de que pronto lo será.
- Sigue detectando las situaciones que te provocan ansiedad y contrólalas.
- Relativiza. La timidez no es una enfermedad e incluso puede tener algunas ventajas en la vida en sociedad.
- Detecta las situaciones problemáticas y toma medidas para enfrentarte a ellas.
- Sigue haciendo frente a la mirada y a la opinión de los demás.
- No te compares con los demás; céntrate en tus progresos.
- Toma la palabra en cuanto tengas la ocasión, ya sea en un grupo reducido o durante una reunión.
- Trabaja tu confianza y tu autoestima día tras día.
- Sé positivo. Los pensamientos negativos llevan a otros pensamientos negativos y te sumergen en un estado mental poco propicio para el intercambio y la autoconfianza.
- Ten siempre en mente tus puntos fuertes y tus debilidades. Si es necesario, redacta regularmente una lista con tus cualidades y con tus defectos, y pídele a tu entorno que la complete.
- No olvides que no estás solo: una de cada dos personas se declara tímida.

PREGUNTAS FRECUENTES

SOY TÍMIDO DESDE PEQUEÑO. ¿TENGO QUE DARME POR VENCIDO Y APRENDER A VIVIR CON ELLO?

Ser tímido no es el fin del mundo. Aunque deshacerse por completo de la timidez es difícil, es más que posible aprender a dominarla para que deje de paralizarte en tu vida diaria.

Antes de nada, intenta comprender cuál es el origen del mal. ¿Por qué eres tímido? ¿Tu timidez es la consecuencia de una humillación que sufriste durante tu infancia, de una educación demasiado estricta o siempre has sido tímido sin razón aparente? Si tu timidez encuentra sus raíces en un trauma que destruyó tu confianza y tu autoestima como si fuera un castillo de naipes, es esencial empezar a reconstruirla para recuperar una imagen positiva y objetiva de ti mismo.

A continuación, tendrás que tomar un largo camino cuyos beneficios serán superiores a las dificultades. Cambia tu punto de vista, enfréntate a tus miedos mediante pequeños desafíos y sé constante. Para ello, atrévete a dar el paso e inscríbete en actividades que te obliguen a interaccionar con otros o a tomar la palabra. No obstante, si tienes la sensación de que el mal es más profundo y de que no serás capaz de remediarlo por ti solo, no dudes en consultar con un profesional que podrá aconsejarte.

A MENUDO SE RECOMIENDA EL TEATRO PARA LUCHAR CONTRA LA TIMIDEZ. ¿ES EFICAZ?

El teatro es una actividad social que se aconseja muy a menudo a la gente tímida, ya que le permite trabajar ciertos síntomas característicos de la ansiedad social. Entre otras cosas, se trabaja la dicción, muy útil para los que balbucean en cuanto tienen que expresarse en público, pero también la postura, la mirada de los demás, la expresión de las emociones y la conciencia corporal. Para una persona tímida con tendencia a encerrarse en sí misma, a esconderse en los rincones más oscuros de una sala y a actuar con excesiva delicadeza por miedo a que los demás le juzguen, el teatro puede revelarse una actividad liberadora y extremadamente beneficiosa, ya que le enseñará a dominar su cuerpo y a enfrentarse a la mirada de un público.

Sin embargo, nada te obliga a ponerte en una situación desagradable o ansiógena de un día para otro. Puedes comenzar por informarte sobre las clases de teatro de tu barrio e ir a echar un vistazo. Asiste a una clase como espectador y decide después si te tienta lanzarte a esta aventura.

¿TODOS LOS TÍMIDOS SON INTROVERTIDOS?

No necesariamente. A menudo se confunde introversión con timidez, pero lo cierto es que no significan lo mismo. La introversión es la tendencia a preferir actividades solitarias y a encerrarse en uno mismo. En otras palabras, las personas introvertidas no buscan necesariamente la compañía de los demás porque no la necesitan, y esto es lo que las diferencia de los tímidos: la soledad no les causa sufrimiento; al contrario, es algo que buscan. En último lugar, cabe decir que ser introvertido no impide ser sociable.

¿LA TIMIDEZ PUEDE CONSTITUIR UNA VENTAJA EN LA VIDA PROFESIONAL?

Por supuesto. Para algunos empleadores es una prueba de fiabilidad. Además, se considera que los tímidos son personas tranquilas que reflexionan antes de actuar y que, por tanto, tienen menos posibilidades de crear problemas de tipo relacional. Para acabar, la timidez desarrollaría la empatía, la capacidad de escucha y el respeto al otro, además de una capacidad de introspección y de observación más elevadas y una conciencia profesional de alto nivel.

EVITO TODA ACTIVIDAD SOCIAL PORQUE ME DA MIEDO CONOCER A GENTE NUEVA Y HABLAR EN PÚBLICO. ¿SOY SIMPLEMENTE TÍMIDO O VA MÁS ALLÁ?

La timidez se caracteriza por una incomodidad física y mental durante situaciones sociales muy concretas. Sin embargo, aunque se trata de un estado permanente y relativamente incapacitante para la persona que la sufre, una persona tímida quiere con todas sus fuerzas establecer contactos con los que le rodean y sufre al no lograrlo.

Si evitas sistemáticamente todos los eventos sociales que se te proponen para no tener que enfrentarte a una situación ansiógena que podría provocarte un ataque de pánico, puede que el problema sea más profundo. Si vives en un estado de angustia permanente, si pones en marcha estrategias de evitación constantemente y si tu día a día se ve muy afectado por tu conducta, puede que sufras fobia social. En este caso es aconsejable consultar con un especialista, que podrá diagnosticar la patología y encaminarte a los tratamientos adecuados.

PARA IR MÁS ALLÁ

FUENTES BIBLIOGRÁFICAS

- American Psychiatric Association. 2001. *DSM-IV-TR. Manual diagnóstico y estadístico de los trastornos mentales*. 1.ª ed. París: Elsevier-Masson.
- American Psychiatric Association. 2014. *DSM-5. Manual diagnóstico y estadístico de los trastornos mentales*. 5.ª ed. Madrid: Editorial Médica Panamericana.
- André, Christophe. 2012. "Gros plan sur la timidité". *Cerveau & Psycho*, n.º 10. París: Pour la science.
- André, Christophe. 1997. *La timidité*. París: PUF, colección *Que sais-je?*
- André, Christophe y Patrick Légeron. 1995. *La peur des autres. Trac, timidité et phobie sociale*. París: Odile Jacob.
- Burstein, Marcy, Leila Ameli-Grillon y Kathleen R. Merikangas. 2011. "Shyness Versus Social Phobia in US Youth". *Pediatrics*. 14 de octubre. Consultado el 26 de abril de 2017. http://pediatrics.aappublications.org/content/early/2011/10/14/peds.2011-1434
- Butler, Gillian. 2007. *Réussir à surmonter la timidité et la peur des autres*. París: InterÉditions.
- Colectivo. 2007. *Grand dictionnaire de la psychologie*. París: Larousse.
- Diccionario de la Real Academia Española (DRAE), "Tímido", 2014. Consultado el 26 de abril de 2017. http://dle.rae.es/?id=ZlaFuRl
- Durieux, Gilles. 2008. *Villeret, du rire aux larmes*. París: l'Archipel.
- Fougeyrollas, Patrick, René Cloutier, Hélène Bergeron,

Jacques Côté y Ginette St-Michel. 1998. *Classification québécoise: processus de production du handicap.* Quebec: Réseau international sur le processus de production du handicap.

- de La Fontaine, Jean. 2015. "La liebre y la tortuga". En *Fábulas de La Fontaine.* Editado por García Ángel. Ilustrado por Olga Cuéllar. Traducido por Teodoro Llorente. Bogotá: Idartes.
- Peiffer, Christophe. 2017. *Conviértete en un orador persuasivo. Los secretos para convencer en cualquier situación.* Traducido por Laura Soler Pinson. Plurilingua Publishing: Bruselas.
- Petot, Djaouida. 2014. *L'évaluation clinique en psychopathologie de l'enfant.* 3.ª ed. París: Dunod.
- Profiter du monde, "Comment avoir confiance en soi?" Consultado el 25 de abril de 2017. http://profiterdumonde.com/comment-avoir-confiance-en-soi/
- Sahuc, Caroline. 2010. *Comprendre son enfant 0 à 10 ans.* París: Studyrama.
- Sanz, Elena. s. f. "7 frases históricas de Marie Curie". *Muy Historia.* Consultado el 12 de junio de 2017. http://www.muyhistoria.es/contemporanea/articulo/7-frases-historicas-de-marie-curie
- Sassonia, Claire. 2006. "Elles ont vaincu leur timidité, elles racontent". *Le Journal des Femmes.* 2 de octubre. Consultado 25 de abril de 2017. http://sante.journaldes-femmes.com/psychologie/0610-timidite/temoignages.shtml
- Timidité.info. Consultado el 25 de abril de 2017. http://timidite.info/

- Vie explosive, "Les 13 étapes ultimes pour avoir confiance en soi: le guide". Consultado el 25 de abril de 2017. https://vie-explosive.fr/13-etapes-confiance-en-soi/

FUENTES COMPLEMENTARIAS

- Fanget, Frédéric. 2003. *Oser: thérapie de la confiance en soi*. París: Odile Jacob.
- Federación Española de Asociaciones de Psicoterapeutas (FEAP), "Buscador de psicoterapeutas". Consultado el 26 de abril de 2017. http://www.feap.es/index.php/buscadores/psicoterapeutas
- Macqueron, Gérard y Stéphane Roy. 2004. *La timidité. Comment la surmonter?* París: Odile Jacob.
- Pervin, Lawrence-A. y Oliver-P. John. 2004. *La personnalité. De la théorie à la recherche*. Bruselas: De Boeck.

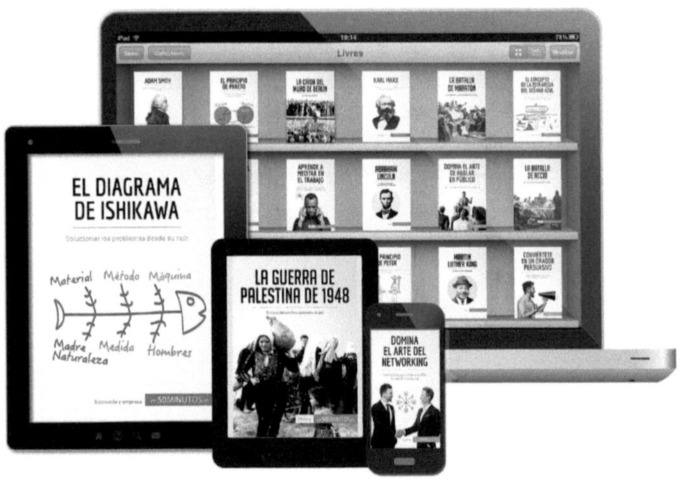

¡APRENDER NUNCA ANTES FUE TAN RÁPIDO!

www.en50minutos.es

www.en50Minutos.es

ISBN ebook: 9782806280893

ISBN papel: 9782806297303

Depósito legal: D/2017/12603/262

Libro realizado por Primento, *el socio digital de los editores*